药品补充检验方法汇编

国家食品药品监督管理总局科技和标准司　编著

中国医药科技出版社

内 容 提 要

　　本书介绍了药品补充检验方法管理概况，汇集了食品药品监督管理总局以公告形式发布的 32 项药品补充检验方法，供各级食品药品安全监管部门、药品检验机构、药品生产企业及科研院校等单位参考使用。

图书在版编目（CIP）数据

药品补充检验方法汇编 / 国家食品药品监督管理总局科技和标准司编著 . —
北京：中国医药科技出版社，2018.3
　　ISBN 978-7-5214-0051-9

　　Ⅰ . ①药…　Ⅱ . ①国…　Ⅲ . ①药品检定　Ⅳ . ① R927.1

中国版本图书馆 CIP 数据核字（2018）第 049330 号

美术编辑　　陈君杞
版式设计　　也　在

出版　中国医药科技出版社
地址　北京市海淀区文慧园北路甲 22 号
邮编　100082
电话　发行：010 – 62227427　邮购：010 – 62236938
网址　www.cmstp.com
规格　710 × 1000mm $^1/_{16}$
印张　5
字数　67 千字
版次　2018 年 3 月第 1 版
印次　2018 年 3 月第 1 次印刷
印刷　三河市万龙印装有限公司
经销　全国各地新华书店
书号　ISBN 978-7-5214-0051-9
定价　**25.00 元**

编委会

主　编　于　军

副主编　毛振宾

编　委　李晓瑜　王晓峰　成双红　许明哲

　　　　李雅芳　杜　娟　成长玉　杨青云

》》》 前 言

《中华人民共和国药品管理法实施条例》规定：对有掺杂、掺假嫌疑的药品，在国家药品标准规定的检验方法和检验项目不能检验时，药品检验机构可以补充检验方法和检验项目进行药品检验；经国务院药品监督管理部门批准后，使用补充检验方法和检验项目所得出的检验结果，可以作为药品监督管理部门认定药品质量的依据。

药品补充检验方法作为药品标准的重要补充，在打击药品掺杂、掺假方面发挥着不可或缺的作用。本书介绍了药品补充检验方法管理概况，汇编了国家食品药品监督管理总局以公告形式发布的 32 项药品补充检验方法，供各级食品药品安全监管部门、药品检验机构、药品生产企业及科研院校等单位参考使用。

由于编写时间有限，不妥之处敬请各位读者批评指正。

编者

2018 年 3 月

目 录
CONTENTS

第三章　药品补充检验方法发布公告 / 57

第一章

药品补充检验方法概述

第一节　药品补充检验方法管理

《中华人民共和国药品管理法实施条例》（2016 年修订）第五十三条规定：对有掺杂、掺假嫌疑的药品，在国家药品标准规定的检验方法和检验项目不能检验时，药品检验机构可以补充检验方法和检验项目进行药品检验；经国务院药品监督管理部门批准后，使用补充检验方法和检验项目所得出的检验结果，可以作为药品监督管理部门认定药品质量的依据。经国家食品药品监督管理总局批准的药品补充检验方法不限于对发布日期之后生产的药品检验。2015 年以来国家食品药品监督管理总局共发布 11 个公告，批准《银杏叶提取物、银杏叶片、银杏叶胶囊中游离槲皮素、山奈素、异鼠李素检查项补充检验方法》等 32 项药品补充检验方法。本节重点介绍药品补充检验方法的主要研制方向、方法确立、方法研制、方法复核、方法申报、审查发布等内容，以规范和指导药品补充检验方法研制工作。

（一）主要研制方向

1. 药品中非法添加化学物质的。
2. 化学增重、染色、掺杂掺假的。
3. 擅自添加着色剂、防腐剂、香料、矫味剂及辅料的。
4. 未按批准的生产工艺生产从而影响药品质量的。
5. 存在其他风险物质的。

属于药品标准提高工作的，或针对仿冒产品以及未获得批准文号产品的方法原则上不纳入药品补充检验方法范畴。

（二）方法确立

药品检验机构在药品检验中发现有掺杂掺假嫌疑，且国家药品标准规定的检验方法和检验项目不能检验的，可以起草药品补充检验方法。起草检验方法前，应深入调查研究，并通过市级及以上食品药品监管部门对拟建立方法的必要性和执法适用性审核，还应避免与在研或已批准方法的重复。市级及以上食品药品监管部门可以根据监管需要，委托药品检验机构组织起草补充检验方法。

药品补充检验方法应首先选择建立通用方法，避免同一检查项分别针对不同药品建立多个相同或类似方法。

（三）方法研制

药品检验机构应按照《药品补充检验方法研制技术要求》开展方法起草和研制工作。起草药品补充检验方法时，同时还应编制起草说明，包括研究背景、检测指标的选择、实验设计、拟定方法、方法学验证、样品测定结果分析等内容。鼓励科研院所、大专院校、第三方机构或其他社会力量参与开展方法研制。方法研制过程中应征求技术机构、监管部门等各方面意见，保证方法的科学性、操作性和执法适用性。

（四）方法复核

方法起草单位应在药品补充检验方法审评委员会秘书处（挂靠单位为中国食品药品检定研究院）推荐的复核单位名单中选择 1 至 3 家药品检验机构进行复核，其中至少 1 家为省级或省级以上药品检验机构。选择复核单位应遵循利益回避原则。

复核单位应按照《药品补充检验方法复核技术要求》对方法在实验室间的重现性、方法对被测目标物的适用性等进行验证，原则上应在 20 个工作日内完成复核，并按要求出具书面意见。起草单位应根据复核意见，对方法进行修改完善。

（五）方法申报

起草单位通过药品补充检验方法管理系统（http：//211.160.15.105/bcjyff）直接向药品补充检验方法秘书处申报电子化材料，包括起草背景及依据、拟定的方法草案、方法学验证数据、按拟定方法草案检验的结果、复核情况等，并同时报送内容一致的纸质材料。各级药品检验机构在申报药品补充检验方法时应抄报同级及上一级食品药品监管部门。

（六）审查发布

为保证药品补充检验方法科学性、实用性和适用性，国家食品药品监督管理总局组织成立药品补充检验方法审评委员会（以下简称审评委员会），主要负责审查药品补充检验方法草案。审评委员会设专家组和秘书处。专家组由食品药品监督管理部门、药品检验机构和其他药品监管专业技术机构、大专院校和科研院所的相关领域人员组成。秘书处设立在中国食品药品检定研究院，主要负责药品补充检验方法草案的形式审查、组织会议审查或函审、报批药品补充检验方法草案等，并承担药品补充检验方法起草、复核、申报的相关咨询。

国家食品药品监督管理总局批准并以公告形式发布药品补充检验方法。2017 年开始药品补充检验方法（缩写为 BJY）按照"BJY+ 年代号 + 序号"规则进行编号，除方法文本外，同时公布起草单位和复核单位信息。已批准的药品补充检验方法属于科技成果，可作为相关人员申请科研奖励和参加专业技术资格评审的依据。

国家食品药品监督管理总局根据工作需要组织地方各级食品药品监督管理部门以及秘书处对药品补充检验方法的实施情况进行跟踪评价。

第二节　药品补充检验方法研制技术要求

（一）检测目标物的确定

方法起草研制单位应根据在实际检验工作中发现的问题，深入调查研究，对拟测定目标物的特性、来源以及风险危害有充分的认识。

药品补充检验方法一般为定性检查，不得检出掺杂掺假的目标物；在考虑到可能存在原料污染、目标物风险可控等特殊情况下，可设定为限量检查；当需要评估样品中添加物的风险程度、危害性或毒性时，则需测定含量或在方法草案中设定含量测定项。

（二）样品要求

应选择具有代表性的样品（包括阳性样品和阴性样品）按照起草确证方法进行检测分析。为科学反映分析方法的重现性，应注意提供的重现性研究样品的一致性，避免样品在传递过程中的变化而影响重现性。

特定方法应根据监督检验实际情况选择合理的代表性阳性样品和阴性样品；通用方法一般应至少检测 10 批代表性阳性样品和 10 批代表性阴性样品。

（三）标准物质要求

鉴于药品补充检验方法主要用于检测药品中掺假的非药品成分，以及打击制假售假等违法犯罪的实效性，药品补充检验方法所需标准物质不局限于国家药品标准物质或计量院所供应的标准物质，可适当扩大范围，对于来源明确，资料信息完整的标准试剂、标准参比物等阳性对照物都可涵盖。

药品补充检验方法起草单位在申报方法的同时应提供所用标准物质（或阳性对照物）的完整资料，包括来源、标化、赋值等信息。由药品补充检验方法审评委员会秘书处组织标准物质专家审核资料，判断所用标准物质（或阳性对照物）的适用性。

（四）分析方法选择

药品补充检验方法应选择专属性强、重现性好、灵敏度高、快速简便、适合基层使用的方法。如药品检验常规使用的显微鉴别法、理化检查法、薄层色谱法、高效液相色谱法、气相色谱法、毛细管电泳法等检测方法。同时，应根据检测目标物的特性，建立有效的验证方法。如 HPLC-MS/MS 或 GC-MS/MS 对样品中目标物的验证方法。一般常规方法列入补充检验方法草案，HPLC-MS/MS 或 GC-MS/MS 方法作为实验室检测验证方法，必要时使用（生物制品可采用相关的生物分析方法，如免疫印迹法、酶联免疫吸附法及生物活性鉴别法等），相关的方法操作和技术指标参见《中华人民共和国药典》（简称《中国药典》）2015 年版有关通则。尽量避免使用毒性、腐蚀性较大的试剂和特殊试剂，选择节约资源、减少环境污染的技术方案。

（五）方法学参数

方法起草单位应按照方法的用途，根据《中国药典》2015 年版通则进行全面的方法学验证，保证方法对被测目标物的适用性和样品的质量可控性。

（六）样品检测

应至少测定 3 批样品，在重复条件下两次独立测定结果的相对标准偏差在相应的精密度接受范围内。

对于通用方法，需要对同一品种不同来源、不同规格、不同生产企业的产品进行检验，以获得较大范围的样本检测结果，为方法的批准提供数据支持。

（七）检验结果

1.检测结果的表述

定性检查 检出掺杂掺假目标物，"检出 XXX"；未检出时，"未检出（检测限为 xx.x mg/g）"。

限量检查 （1）检出掺杂掺假目标物，并高于限量值，"检出，高于限量值"；

（2）可检出，但低于限量值，"检出，低于限量值"；

（3）未检出，"未检出（检测限为 xx.x mg/g）"。

含量测定 "检出 XXX，含量为 xx.x mg/ 制剂单位（或 xx.x%）"。

2.检测结果分析

（1）分析样品总体检测结果，阳性批次或检出率；检出阳性样品的含量情况；检出阳性样本的趋势分析等。

（2）检出目标物的安全风险分析。目标物的化学成分信息资料、主要用途、毒性或安全评价资料（如 LD_{50} 数据）等方面的信息资料分析。

（3）补充检验方法的可行性、适用性分析。

（八）方法编写

按照《中国药典》2015 年版的编写要求，项目顺序和文字描述等应与《中国药典》2015 年版一致。

第三节　药品补充检验方法复核技术要求

（一）复核内容

复核单位应对补充检验方法和检验项目的科学性、合理性、规范性、实用性、可行性等通过资料审核进行初步评价，再结合实验复核结果进行综合评价。根据方法的特点和用途，有针对性地选择关键性参数进行验证，保证方法在不同实验室之间的重现性。定性检查方法主要验证方法的专属性和检测限，限量检查和含量测定方法主要验证方法的专属性、准确度和线性等。

（二）技术要求

1. 定性检查方法的复核

（1）按草案方法进行试验，考察方法的重现性。

（2）利用阴性或空白样品考察方法的专属性。

2. 限量检查和含量测定方法的复核

除按草案方法进行试验，考察方法的重现性外，需进行线性、重复性、回收率的验证。起草与复核测定值的偏差应符合《中国药典》2015 年版通则9101 重现性的数据要求。

（三）复核意见出具

复核单位应撰写补充检验方法和检验项目的复核意见，包括资料审核和实验复核两部分，包括以下基本内容。

1. 申请的药品补充检验方法和检验项目是否符合本指南。

2. 采用的方法是否科学、合理、可行，方法学验证结果是否满足评价指标的相关技术要求。

3. 比较复核单位与起草单位的测定结果，评价两个实验室测定结果的重现性是否相符。

4. 方法如需完善，提出意见和建议。

第二章

药品补充检验方法

银杏叶提取物、银杏叶片、银杏叶胶囊中游离槲皮素、山奈素、异鼠李素检查项补充检验方法

【检查】游离槲皮素、山奈素、异鼠李素 照高效液相色谱法（《中国药典》2010年版一部附录 Ⅵ D）测定。

色谱条件与系统适用性试验 以十八烷基硅烷键合硅胶为填充剂；以甲醇 –0.4% 磷酸溶液（50∶50）为流动相；检测波长为360nm。理论板数按槲皮素峰计算应不低于2500。

对照品溶液的制备 分别取槲皮素对照品、山奈素对照品、异鼠李素对照品适量，精密称定，加甲醇制成每1ml 分别含30μg、30μg、20μg 的混合溶液，作为对照品溶液。

供试品溶液的制备 取银杏叶提取物约40mg；或取银杏叶片10片，糖衣片除去包衣，精密称定，研细，取约相当于总黄酮醇苷9.6mg 的粉末；或取银杏叶胶囊装量差异项下的内容物，混匀，研细，取约相当于总黄酮醇苷9.6mg 的粉末，精密称定，置具塞锥形瓶中，精密加入80% 甲醇溶液20ml，密塞，称定重量，超声处理（功率250W，频率33kHz）20分钟，取出，放冷，再称定重量，用80% 甲醇溶液补足减失的重量，摇匀，滤过，取续滤液，即得。

测定法 分别精密吸取对照品溶液10μl，供试品溶液2~10μl，注入液相色谱仪，测定，分别计算槲皮素、山奈素、异鼠李素的含量。

◆ **结果判断**

银杏叶提取物：本品按干燥品计，每1g 含槲皮素（$C_{15}H_{10}O_7$）不得过10.0mg，山奈素（$C_{15}H_{10}O_6$）不得过10.0mg，异鼠李素（$C_{16}H_{12}O_7$）不得过4.0mg。

银杏叶片：规格（1）本品每片含槲皮素（$C_{15}H_{10}O_7$）不得过0.40mg，山奈素（$C_{15}H_{10}O_6$）不得过0.40mg，异鼠李素（$C_{16}H_{12}O_7$）不得过0.16mg；规格（2）本品每片含槲皮素（$C_{15}H_{10}O_7$）不得过0.80mg，山奈素（$C_{15}H_{10}O_6$）不得

过 0.80mg，异鼠李素（$C_{16}H_{12}O_7$）不得过 0.32mg。

银杏叶胶囊：规格（1）本品每粒含槲皮素（$C_{15}H_{10}O_7$）不得过 0.40mg，山奈素（$C_{15}H_{10}O_6$）不得过 0.40mg，异鼠李素（$C_{16}H_{12}O_7$）不得过 0.16mg；规格（2）本品每粒含槲皮素（$C_{15}H_{10}O_7$）不得过 0.80mg，山奈素（$C_{15}H_{10}O_6$）不得过 0.80mg，异鼠李素（$C_{16}H_{12}O_7$）不得过 0.32mg；规格（3）本品每粒含槲皮素（$C_{15}H_{10}O_7$）不得过 1.67mg，山奈素（$C_{15}H_{10}O_6$）不得过 1.67mg，异鼠李素（$C_{16}H_{12}O_7$）不得过 0.67mg。

> 附注
>
> 银杏叶片规格：
>
> （1）每片含总黄酮醇苷 9.6mg，萜类内酯 2.4mg；
>
> （2）每片含总黄酮醇苷 19.2mg，萜类内酯 4.8mg。
>
> 银杏叶胶囊规格：
>
> （1）每粒含总黄酮醇苷 9.6mg，萜类内酯 2.4mg；
>
> （2）每粒含总黄酮醇苷 19.2mg，萜类内酯 4.8mg；
>
> （3）每粒含总黄酮醇苷 40mg，萜类内酯 10mg。

银杏叶软胶囊中游离槲皮素、山柰素、异鼠李素
检查项补充检验方法

【检查】游离槲皮素、山柰素、异鼠李素　照高效液相色谱法（《中国药典》2010 年版一部附录Ⅵ D）测定。

色谱条件与系统适用性试验　以十八烷基硅烷键合硅胶为填充剂；以甲醇 –0.4% 磷酸溶液（45：55）为流动相；检测波长为 360nm。理论板数按槲皮素峰计算应不低于 2500。

对照品溶液的制备　分别取槲皮素对照品、山柰素对照品、异鼠李素对照品适量，精密称定，加甲醇制成每 1ml 分别含 20μg、20μg、8μg 的混合溶液，即得。

供试品溶液的制备　取本品装量差异项下内容物，混匀，取相当于银杏叶提取物 50mg 或相当于总黄酮醇苷 12mg 的样品，精密称定，置 25ml 量瓶中，加入 80% 甲醇 20ml，超声处理（功率 250W，频率 33kHz）20 分钟，取出，放冷，用 80% 甲醇稀释至刻度，摇匀，滤过，取续滤液，即得。

测定法　分别精密吸取对照品溶液 10μl，供试品溶液 10μl，注入液相色谱仪，测定，分别计算槲皮素、山柰素、异鼠李素的含量。

◆ 结果判断

规格（1）（2）本品每粒含槲皮素（$C_{15}H_{10}O_7$）不得过 0.40mg，山柰素（$C_{15}H_{10}O_6$）不得过 0.40mg，异鼠李素（$C_{16}H_{12}O_7$）不得过 0.16mg；规格（3）（4）本品每粒含槲皮素（$C_{15}H_{10}O_7$）不得过 0.80mg，山柰素（$C_{15}H_{10}O_6$）不得过 0.80mg，异鼠李素（$C_{16}H_{12}O_7$）不得过 0.32mg。

附注

银杏叶软胶囊规格：

（1）相当于银杏叶提取物 40mg；

（2）每粒含总黄酮醇苷 9.6mg，萜类内酯 2.4mg；

（3）相当于银杏叶提取物 80mg；

（4）每粒含总黄酮醇苷 19.2mg，萜类内酯 4.8mg。

银杏叶滴丸中游离槲皮素、山奈素、异鼠李素
检查项补充检验方法

【检查】游离槲皮素、山奈素、异鼠李素　照高效液相色谱法（中华人民共和国药典 2010 年版一部附录Ⅵ D）测定。

色谱条件与系统适用性试验　以十八烷基硅烷键合硅胶为填充剂；以甲醇 −0.4% 磷酸溶液（45∶55）为流动相；检测波长为 360nm。理论板数按槲皮素峰计算应不低于 2500。

对照品溶液的制备　分别取槲皮素对照品、山奈素对照品、异鼠李素对照品适量，精密称定，加甲醇制成每 1ml 分别含 20μg、20μg、8μg 的混合溶液，即得。

供试品溶液的制备　取本品 20 丸，精密称定，研细，混匀，取 0.15g，精密称定，精密加入甲醇 20ml，密塞，称定重量，超声处理（功率 250W，频率 33kHz）20 分钟，取出，放冷，再称定重量，用甲醇补足减失的重量，摇匀，滤过，取续滤液，即得。

测定法　分别精密吸取对照品溶液与供试品溶液各 10μl，注入液相色谱仪，测定，分别计算槲皮素、山奈素、异鼠李素的含量。

◆ 结果判断

本品每 10 丸含槲皮素（$C_{15}H_{10}O_7$）不得过 1.60mg，山奈素（$C_{15}H_{10}O_6$）不得过 1.60mg，异鼠李素（$C_{16}H_{12}O_7$）不得过 0.64mg。

舒血宁注射液、银杏叶提取物注射液中游离槲皮素、山奈素、异鼠李素检查项补充检验方法

【检查】游离槲皮素、山奈素、异鼠李素　照高效液相色谱法（《中国药典》2010 年版一部附录Ⅵ D）测定。

色谱条件与系统适用性试验　以十八烷基硅烷键合硅胶为填充剂；以甲醇 –0.4% 磷酸溶液（50∶50）为流动相；检测波长为 360nm。理论板数按槲皮素峰计算应不低于 2500。

对照品溶液的制备　分别取槲皮素对照品、山奈素对照品、异鼠李素对照品适量，精密称定，加甲醇制成每 1ml 分别含 30μg、30μg、20μg 的混合溶液，即得。

供试品溶液的制备　取本品作为供试品溶液。

测定法　分别精密吸取对照品溶液 10μl，供试品溶液 2~10μl，注入液相色谱仪，测定，分别计算槲皮素、山奈素、异鼠李素的含量。

◆ 结果判断

本品每 1ml 含槲皮素（$C_{15}H_{10}O_7$）不得过 35μg，山奈素（$C_{15}H_{10}O_6$）不得过 35μg，异鼠李素（$C_{16}H_{12}O_7$）不得过 14μg。

银杏达莫注射液中游离槲皮素、山奈素、异鼠李素
检查项补充检验方法

【检查】游离槲皮素、山奈素、异鼠李素　照高效液相色谱法（《中华人民共和国药典》2010 年版一部附录Ⅵ D）测定。

色谱条件与系统适用性试验　以十八烷基硅烷键合硅胶为填充剂；以甲醇 –0.4% 磷酸溶液（50∶50）为流动相；检测波长为 360nm。理论板数按槲皮素峰计算应不低于 2500。

对照品溶液的制备　分别取槲皮素对照品、山奈素对照品、异鼠李素对照品适量，精密称定，加甲醇制成每 1ml 分别含 30μg、30μg、20μg 的混合溶液，即得。

供试品溶液的制备　取本品作为供试品溶液。

测定法　分别精密吸取对照品溶液 10μl，供试品溶液 2~10μl，注入液相色谱仪，测定，分别计算槲皮素、山奈素、异鼠李素的含量。

◆ 结果判断

本品每 1ml 含槲皮素（$C_{15}H_{10}O_7$）不得过 42μg，山奈素（$C_{15}H_{10}O_6$）不得过 42μg，异鼠李素（$C_{16}H_{12}O_7$）不得过 17μg。

银杏叶滴剂中游离槲皮素、山奈素、异鼠李素
检查项补充检验方法

【检查】游离槲皮素、山奈素、异鼠李素　照高效液相色谱法（《中国药典》2010 年版一部附录Ⅵ D）测定。

色谱条件与系统适用性试验　以十八烷基硅烷键合硅胶为填充剂；以甲醇–0.4% 磷酸溶液（50∶50）为流动相；检测波长为 360nm。理论板数按槲皮素峰计算应不低于 2500。

对照品溶液的制备　分别取槲皮素对照品、山奈素对照品、异鼠李素对照品适量，精密称定，加甲醇制成每 1ml 分别含 30μg、30μg、20μg 的混合溶液，即得。

供试品溶液的制备　取银杏叶滴剂 1ml（相当于银杏叶提取物 40 mg 或总黄酮醇苷 9.6 mg），置 25ml 容量瓶中，加 80% 甲醇溶解并稀释至刻度，摇匀，滤过，取续滤液，即得。

测定法　分别精密吸取对照品溶液 10μl，供试品溶液 2~10μl，注入液相色谱仪，测定，分别计算槲皮素、山奈素、异鼠李素的含量。

◆ 结果判断

本品每 1ml 含槲皮素（$C_{15}H_{10}O_7$）不得过 0.40mg，山奈素（$C_{15}H_{10}O_6$）不得过 0.40mg，异鼠李素（$C_{16}H_{12}O_7$）不得过 0.16mg。

银杏叶提取物、银杏叶片及银杏叶胶囊中
槐角苷检查项补充检验方法

【检查】槐角苷 照高效液相色谱法（《中国药典》2010 年版一部附录 Ⅵ D）测定。

色谱条件与系统适用性试验 以十八烷基硅烷键合硅胶为填充剂（Agilent 5 TC–C18（2），柱长为 250mm，内径为 4.6mm，粒径为 5μm）；以甲醇为流动相 A，乙腈为流动相 B，0.4% 磷酸溶液为流动相 C；检测波长为 260nm；柱温为 40℃。理论板数按槐角苷峰计算应不低于 40000。

时间（分钟）	流动相 A（%）	流动相 B（%）	流动相 C（%）
0~20	15 → 25	8	77 → 67
20~40	25 → 50	8	67 → 42
40~41	50 → 15	8	42 → 77

专属性试验 分别取银杏叶对照提取物溶液，槐角对照药材溶液及槐角苷对照品溶液，进样分析。银杏叶对照提取物溶液在与槐角苷对照品保留时间相同位置不得出现干扰峰，若有干扰，峰面积不得超过槐角苷对照品峰面积的 5%；槐角对照药材溶液中，槐角苷与其他色谱峰分离度应符合要求。

对照溶液的制备 取槐角苷对照品适量，精密称定，加 80% 甲醇制成每 1ml 含 20.0μg 的溶液，作为对照品溶液；另取银杏叶对照提取物 40mg，加入 80% 甲醇溶液 20ml 超声处理 10 分钟，滤过，取续滤液，即得银杏叶对照提取物溶液；再取槐角对照药材 40mg，同法制成槐角对照药材溶液。

供试品溶液的制备 取银杏叶提取物约 40.0mg；或取银杏叶片 10 片，糖衣片除去包衣，精密称定，研细，取约相当于总黄酮醇苷 9.6mg 的粉末；或取银杏叶胶囊装量差异项下的内容物，混匀，研细，取约相当于总黄酮醇苷 9.6mg 的粉末，精密称定，置具塞锥形瓶中，精密加入 80% 甲醇溶液 20ml，密塞，称定重量，超声处理（功率 250W，频率 33kHz）20 分钟，取出，放冷，再称定重量，用 80% 甲醇溶液补足减失的重量，摇匀，滤过，取续滤液，即得。

测定法 分别精密吸取对照品溶液与供试品溶液各 10μl，注入液相色谱仪，测定，即得。

◆ 结果判断

供试品色谱中，在与槐角苷对照品溶液色谱峰保留时间相应的位置不得出现相同的色谱峰。若出现保留时间相同的色谱峰，采用二极管阵列检测器比较相应色谱峰在 210~400nm 波长范围内紫外 – 可见吸收光谱，吸收光谱应不相同（槐角苷在 259nm 显示最大吸收）；若吸收光谱相同，且该色谱峰的峰面积值大于对照品溶液（20.0μg/ml）的峰面积值，则视为阳性检出。

银杏叶滴丸中槐角苷检查项补充检验方法

【检查】槐角苷 照高效液相色谱法（《中国药典》2015年版四部通则0512）测定。

色谱条件与系统适用性试验 以十八烷基硅烷键合硅胶为填充剂（Agilent 5 TC–C18（2），柱长250mm，内径为4.6mm，粒径为5μm）；以甲醇为流动相A，乙腈为流动相B，0.4%磷酸溶液为流动相C；检测波长为260nm；柱温为40℃。理论板数按槐角苷峰计算应不低于40000。

时间（分钟）	流动相A（%）	流动相B（%）	流动相C（%）
0~20	15→25	8	77→67
20~40	25→50	8	67→42
40~41	50→15	8	42→77

专属性试验 分别取银杏叶对照提取物溶液，槐角对照药材溶液及槐角苷对照品溶液，进样分析。银杏叶对照提取物色谱中在与槐角苷对照品保留时间相同位置不得出现干扰峰；若有干扰，峰面积不得超过槐角苷对照品峰面积的5%；槐角对照药材色谱中，槐角苷与其他色谱峰的分离度应符合要求。

对照品溶液的制备 取槐角苷对照品适量，精密称定，加甲醇制成每1ml含20.0μg的溶液，作为对照品溶液；另取银杏叶对照提取物40mg，加入甲醇20ml超声处理10分钟，滤过，取续滤液，即得银杏叶对照提取物溶液；再取槐角对照药材40mg，同法制成槐角对照药材溶液。

供试品溶液的制备 取本品20丸，研细，混匀，取相当于银杏叶提取物40mg的样品，精密称定，置具塞锥形瓶中，精密加入甲醇20ml，密塞，称定重量，超声处理（功率250W，频率33kHz）20分钟，取出，放冷，再称定重量，用甲醇补足减失的重量，摇匀，滤过，取续滤液，即得。

测定法 分别精密吸取对照品溶液和供试品溶液各10μl，注入液相色谱仪，测定，即得。

◆ 结果判断

供试品色谱中，在与槐角苷对照品色谱峰保留时间相应的位置不得出现相同的色谱峰。若出现保留时间相同的色谱峰，采用二极管阵列检测器比较相应色谱峰在 210~400nm 波长范围内的紫外 – 可见吸收光谱，吸收光谱应不相同（槐角苷在 259nm 显示最大吸收）；若吸收光谱相同，且该色谱峰的峰面积值大于对照品溶液（20.0μg/ml）的峰面积值，则视为阳性检出。

银杏叶软胶囊中槐角苷检查项补充检验方法

【检查】槐角苷 照高效液相色谱法(《中国药典》2015 年版四部通则 0512)测定。

色谱条件与系统适用性试验 以十八烷基硅烷键合硅胶为填充剂 [Agilent 5 TC-C18(2),柱长为 250mm,内径为 4.6mm,粒径为 5μm];以甲醇为流动相 A,乙腈为流动相 B,0.4% 磷酸溶液为流动相 C;检测波长为 260nm;柱温为 40℃。理论板数按槐角苷峰计算应不低于 40000。

时间(分钟)	流动相 A(%)	流动相 B(%)	流动相 C(%)
0~20	15 → 25	8	77 → 67
20~40	25 → 50	8	67 → 42
40~41	50 → 15	8	42 → 77

专属性试验 分别取银杏叶对照提取物溶液,槐角对照药材溶液及槐角苷对照品溶液,进样分析。银杏叶对照提取物色谱中在与槐角苷对照品保留时间相同位置不得出现干扰峰;若有干扰,峰面积不得超过槐角苷对照品峰面积的 5%;槐角对照药材色谱中,槐角苷与其他色谱峰的分离度应符合要求。

对照溶液的制备 取槐角苷对照品适量,精密称定,加 80% 甲醇制成每 1ml 含 20.0μg 的溶液,作为对照品溶液;另取银杏叶对照提取物 40mg,加入 80% 甲醇溶液 20ml,超声处理 10 分钟,滤过,取续滤液,即得银杏叶对照提取物溶液;再取槐角对照药材 40mg,同法制成槐角对照药材溶液。

供试品溶液的制备 取装量差异项下的本品内容物,混匀,取相当于银杏叶提取物 50mg 或相当于含总黄酮醇苷 12mg 的样品,精密称定,置 25ml 量瓶中,加 80% 甲醇 20ml,超声处理(功率 250W,频率 33kHz)20 分钟,取出,放冷,用 80% 甲醇稀释至刻度,摇匀,滤过,取续滤液,即得。

测定法 分别精密吸取对照品溶液与供试品溶液各 10μl,注入液相色谱仪,测定,即得。

◆ 结果判断

供试品色谱中，在与槐角苷对照品色谱峰保留时间相应的位置不得出现相同的色谱峰。若出现保留时间相同的色谱峰，采用二极管阵列检测器比较相应色谱峰在 210~400nm 波长范围内的紫外 – 可见吸收光谱，吸收光谱应不相同（槐角苷在 259nm 显示最大吸收）；若吸收光谱相同，且该色谱峰的峰面积值大于对照品溶液（20.0μg/ml）的峰面积值，则视为阳性检出。

牛黄清心丸（局方）中 808 猩红检查项补充检验方法

【检查】808 猩红 （1）取大蜜丸 1g，加硅藻土 1.7g，研匀（或取水蜜丸粉末 1g），加乙醇 10ml，超声处理 5 分钟，静置，取上清液作为供试品溶液。另取 808 猩红对照品，加乙醇制成每 1ml 含 0.05mg 溶液作为对照品溶液。照薄层色谱法（《中国药典》2015 年版四部通则 0502）试验，吸取上述两种溶液各 10μl，分别点于同一硅胶 G 薄层板上，以环己烷 – 乙酸乙酯（9∶1）为展开剂，展开，取出，晾干。供试品色谱中，在与对照品色谱相应的位置上，不得显相同颜色的斑点；若出现相同颜色的斑点，则用下列高效液相色谱法验证。

（2）照高效液相色谱法（《中国药典》2015 年版四部通则 0512）测定。

色谱条件与系统适用性试验 以十八烷基硅烷键合硅胶为填充剂；以乙腈 –0.02mol/L 醋酸铵（80∶20）为流动相，检测波长为 518nm。理论板数按 808 猩红峰计算应不低于 2500。

对照品溶液的制备 取 808 猩红对照品适量，加乙醇制成每 1ml 含 0.01mg 的溶液，即得。

供试品溶液的制备 取【检查】（1）项下的供试品溶液，滤过，取续滤液，即得。

测定法 取上述两种溶液各 10μl，注入液相色谱仪，测定，即得。

◆ 结果判断

供试品色谱中，应不得出现与对照品色谱保留时间一致的色谱峰。若出现保留时间一致的色谱峰，则采用二极管阵列检测器比较相应色谱峰的紫外 – 可见吸收光谱，吸收光谱应不相同。808 猩红对照品色谱峰在 518nm ± 1nm 处显示最大吸收。

备注：必要时可采用高效液相色谱 – 质谱联用方法验证。色谱系统参照【检查】（2）。

朱砂安神丸中 808 猩红检查项补充检验方法

【检查】808 猩红 （1）取本品 4g，加适量硅藻土研细，加乙醇 20ml，超声处理 30 分钟，滤过，滤液作为供试品溶液。另取 808 猩红对照品适量，加乙醇制成每 1ml 含 0.1mg 的溶液，作为对照品溶液。照薄层色谱法（《中国药典》2015 年版四部通则 0502）试验，吸取上述两种溶液各 10μl，分别点于同一硅胶 G 薄层板上，以正己烷 – 乙酸乙酯（9∶1）为展开剂，展开，取出，晾干，日光下检视。供试品色谱中，在与对照品色谱相应的位置上，不得显相同颜色的斑点；若出现相同颜色的斑点，或相同位置有干扰不能判断时，则采用下列高效液相色谱法验证。

（2）照高效液相色谱法（《中国药典》2015 年版四部通则 0512）测定。

色谱条件与系统适应性试验 以十八烷基硅烷键合硅胶为填充剂；以乙腈 –0.1% 甲酸溶液（85∶15）为流动相；检测波长为 518nm。理论板数按 808 猩红峰计算应不低于 2000。

对照品溶液的制备 取 808 猩红对照品适量，精密称定，加乙醇制成每 1ml 含 60μg 的溶液，即得。

供试品溶液的制备 取【检查】（1）项下的供试品溶液，滤过，取续滤液，即得。

测定法 分别精密吸取对照品溶液与供试品溶液各 10μl，注入液相色谱仪，记录色谱图。

◆ 结果判断

供试品色谱中，应不得出现与对照品色谱保留时间相同的色谱峰。若出现保留时间相同的色谱峰，则采用二极管阵列检测器比较相应色谱峰的紫外 – 可见吸收光谱，吸收光谱应不相同。808 猩红对照品在 518nm+1nm 处显示最大吸收。

备注： 必要时可采用高效液相色谱 – 质谱联用方法验证。建议采用乙腈 –0.1% 甲酸溶液（80∶20）流动相系统。

枫香脂中松香酸检查项补充检验方法

【检查】松香酸 （1）取本品粉末 1g，加乙醇 25ml，超声处理 15 分钟，滤过，滤液作为供试品溶液（必要时可适当稀释）。另取松香酸对照品适量，加乙醇制成每 1ml 含 1mg 的溶液，作为对照品溶液（临用配制）。照薄层色谱法（《中国药典》2015 年版四部通则 0502）试验，吸取上述供试品溶液 2μl 和对照品溶液 5μl，分别点于同一硅胶 GF_{254} 薄层板上，以石油醚（60~90℃）-乙酸乙酯 - 冰乙酸（9：1：0.1）为展开剂，展开，取出，晾干，置紫外光灯（254nm）下检视。供试品色谱中，在与松香酸对照品色谱相应的位置上，不得显相同的荧光淬灭斑点。

若出现相同的斑点，则用下列高效液相色谱法验证。

（2）照高效液相色谱法（《中国药典》2015 年版四部通则 0512）试验。

色谱条件与系统适用性 试验以十八烷基硅烷键合硅胶为填充剂；以乙腈 - 四氢呋喃 -0.1% 甲酸（35：25：40）为流动相；检测波长为 241nm。理论板数按松香酸峰计算应不低于 2000。

对照品溶液的制备 取松香酸对照品适量，加乙醇制成每 1ml 含 30μg 的溶液，即得（临用配制）。

供试品溶液的制备 取【检查】（1）项下的供试品溶液 1ml，加乙醇稀释至 50ml，滤过，取续滤液，即得。

测定法 分别吸取供试品溶液与对照品溶液各 10μl，注入液相色谱仪，记录色谱图。

◆ **结果判断**

供试品色谱中，不得出现与松香酸对照品色谱峰保留时间相同的色谱峰。若出现保留时间相同的色谱峰，则采用二极管阵列检测器比较相应色谱峰在 220~260nm 波长范围的紫外 - 可见吸收光谱，吸收光谱应不相同，松香酸对照品在 241nm ± 2nm 显示最大吸收。

备注：必要时可采用高效液相色谱 - 质谱。

珍黄胶囊中黄芩植物组织检查项补充检验方法

【检查】黄芩植物组织　取本品内容物，置显微镜下观察，如下图位置，共取 9 个检查点检视，应不得检出以下植物组织：纤维浅黄色，单个散在或数个成束，梭形，长 60~250μm，直径 9~33μm，壁厚，孔沟细；石细胞黄色，类圆形、类方形或长方形，壁较厚或甚厚。

如仅有 1 个检查点视野中有检出上述植物组织，再依法制片复试，复试应不得检出。

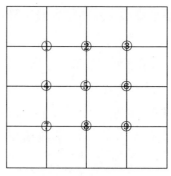

载玻片上检查点示意图

红参药材及饮片中总还原糖检查项补充检验方法
（BJY 201701）

【检查】总还原糖

碱性酒石酸铜试液的标定 取无水葡萄糖对照品约0.1g，于105℃干燥至恒重，精密称定，置100ml量瓶中，加水适量使溶解，加入0.5ml盐酸，摇匀，再加水至刻度，摇匀。精密吸取酒石酸铜甲液[1]、碱性酒石酸铜乙液[2]各5ml，置锥形瓶中，混合后，加水10ml，加玻璃珠数粒，在适宜条件下加热，使溶液在2分钟内沸腾，保持沸腾，以先快后慢的速度用上述葡萄糖溶液滴定，近终点时以每2秒1滴的速度滴加，至溶液的蓝色消失，记录消耗葡萄糖标准溶液的体积。平行测定3次，取平均值计算每10ml碱性酒石酸铜溶液相当于葡萄糖的量（mg）。

测定法 取供试品粗粉1g，精密称定，置100ml量瓶中，加水约80ml，振摇1分钟，慢慢加入乙酸锌溶液[3]、亚铁氰化钾溶液[4]各3ml，加水至刻度，摇匀，静置30分钟，滤过，精密量取续滤液25ml，置50ml量瓶中，加3ml盐酸溶液（5→10），在68~70℃水浴中加热水解15分钟，冷却后，加甲基红指示液2滴，滴加20%氢氧化钠溶液至溶液呈中性（显黄色），加水稀释至刻度，摇匀。精密吸取碱性酒石酸甲液和乙液各5ml，置锥形瓶中，混合后，加水10ml，加玻璃珠数粒，在适宜条件下加热，使溶液在2分钟内沸腾，保持沸腾。取供试品溶液，置滴定管中照上述碱性酒石酸铜溶液的标定方法，以相同的速率滴定，至溶液的蓝色刚好褪去。记录消耗供试品溶液的体积。按下式进行计算：

$$X = \frac{A \times 50 \times 100}{M \times (1-W) \times V \times 25 \times 1000} \times 100\%$$

式中：X——试样中含总还原糖量（以无水葡萄糖计），单位：%（g/g）；

A——10ml碱性酒石酸铜溶液（甲、乙液各半）相当于无水葡萄糖的量（mg）；

M——样品的取样量（g）；

W——试样水分测定结果（单位：%）；

V——滴定时消耗供试品溶液的体积（ml）。

◆ 结果判断

本品以干燥品计算，含总还原糖以无水葡萄糖（$C_6H_{12}O_6$）计，不得过30%。

备注：①取样时应注意样品的代表性和均匀性，对于整支红参样品，应粉碎混合均匀后取样；②如供试品溶液中还原糖的浓度过高，可调整供试品取样量或将供试品溶液稀释后再进行测定，使每次滴定消耗待测溶液的体积在5~10ml；③如样品需干燥后才能粉碎，可将样品剪碎，按烘干法测定水分的方法干燥后，粉碎取样，计算时不再扣除水分。

◎ 试液配制

［1］碱性酒石酸铜甲液：称取硫酸铜（$CuSO_4 \cdot 5H_2O$）15g及亚甲蓝0.05g，加水溶解并稀释至1000ml。

［2］碱性酒石酸铜乙液：称取酒石酸钾钠（$KNaC_4H_4O_6 \cdot 4H_2O$）50g及氢氧化钠75g，加水适量使溶解，再加亚铁氰化钾4g，待完全溶解后，加水稀释至1000ml。

［3］乙酸锌溶液（0.219g/ml）：称取乙酸锌21.9g，加冰醋酸3ml，加水溶解并稀释至100ml。

［4］亚铁氰化钾溶液（0.106g/ml）：称取亚铁氰化钾10.6g，加水溶解并稀释至100ml。

起草单位：中国食品药品检定研究院、廊坊市药品检验所

复核单位：河北省药品检验研究院

胃康灵胶囊中金胺 O 检查项补充检验方法
（BJY 201702）

【检查】金胺 O　照高效液相色谱法（《中国药典》2015 年版四部通则 0512）测定

色谱条件与系统适用性试验　以十八烷基硅烷键合硅胶为填充剂；以乙腈 –0.025mol/L 磷酸二氢钾溶液（含 0.2% 三乙胺，用磷酸调节 pH 至 3.0）（30：70）为流动相；检测波长为 432nm。理论板数按金胺 O 对照品色谱峰中主峰计算，应不低于 2000。

对照品溶液的制备　取金胺 O 对照品适量，加 70% 乙醇制成每 1ml 含 10μg 的溶液。

供试品溶液的制备　取本品内容物 2.0g，加入 70% 乙醇 20.0ml，密塞，超声处理 20 分钟，放冷，滤过，即得。

测定法　分别精密吸取对照品溶液和供试品溶液各 10μl，注入液相色谱仪，测定，即得。

◆ 结果判断

供试品色谱中，应不得出现与对照品色谱主峰保留时间相同的色谱峰。若出现保留时间相同的色谱峰，则采用二极管阵列检测器比较相应色谱峰在 320~500nm 波长范围的紫外 – 可见吸收光谱，吸收光谱应不相同。

备注：必要时，可采用高效液相色谱 – 质谱联用方法验证。建议采用乙腈 –0.02mol/L 乙酸铵溶液（30：70）流动相系统。

起草单位：厦门市食品药品质量检验研究院
复核单位：北京市药品检验所

柏子养心丸中 808 猩红检查项补充检验方法
（BJY 201703）

【检查】808 猩红 （1）取本品水蜜丸 6g，研碎；或取小蜜丸或大蜜丸 9g，剪碎，加乙醇 50ml，超声处理 45 分钟，放冷，滤过，滤液蒸干，残渣加乙醇 5ml 使溶解，作为供试品溶液。另取 808 猩红对照试剂适量，加乙醇制成每 1ml 含 0.1mg 的溶液，作为对照试剂溶液。照薄层色谱法（《中国药典》2015 年版四部通则 0502）试验，吸取上述两种溶液各 5μl，分别点于同一硅胶 G 薄层板上，以环己烷－乙酸乙酯（9∶1）为展开剂，展开，取出，晾干，日光下检视。供试品色谱中，在与对照试剂色谱相应的位置上，不得显相同颜色的斑点；若出现相同颜色的斑点，则用下列高效液相色谱法验证。

（2）照高效液相色谱法（《中国药典》2015 年版四部通则 0512）测定。

色谱条件与系统适用性试验 以十八烷基硅烷键合硅胶为填充剂；以乙腈－0.1% 甲酸溶液（80∶20）为流动相；检测波长为 500nm；理论板数按 808 猩红色谱峰计算应不低于 2000。

对照试剂溶液的制备 取 808 猩红对照试剂适量，加乙醇制成每 1ml 含 20μg 的对照试剂溶液，即得。

供试品溶液的制备 取【检查】（1）项下供试品溶液 2.5ml，加乙醇稀释至 10ml，摇匀，滤过，取续滤液，即得。

测定法 吸取对照试剂溶液 10μl，供试品溶液 10~20μl，注入液相色谱仪，测定并记录色谱图，即得。

◆ 结果判断

供试品色谱中，应不得出现与对照试剂色谱保留时间相同的色谱峰。若出现保留时间相同的色谱峰，则采用二极管阵列检测器比较相应色谱峰在 400~600nm 波长范围的紫外－可见吸收光谱，吸收光谱应不相同。

备注： 必要时，可采用高效液相色谱－质谱联用方法验证。建议采用乙

腈 –0.1% 甲酸溶液（80∶20）流动相系统。

　　起草单位： 江西省药品检验检测研究院
　　复核单位： 北京市药品检验所

菟丝子中柠檬黄检查项补充检验方法
（BJY 201704）

【检查】柠檬黄　照高效液相色谱法（《中国药典》2015 年版四部通则 0512）测定。

色谱条件与系统适应性试验　以十八烷基硅烷键合硅胶为填充剂；以乙腈 –0.05mol/L 醋酸铵的 0.5% 冰醋酸溶液（5∶95）为流动相；检测波长为427nm。理论板数按柠檬黄峰计算应不低于 5000。

对照试剂溶液的制备　取柠檬黄对照试剂适量，精密称定，加 70% 乙醇制成每 1ml 含 40μg 的溶液，摇匀，即得。

供试品溶液的制备　取菟丝子 2g，精密称定，置具塞锥形瓶中，加 70%乙醇 10ml，密塞，称定重量，超声处理 30 分钟，放冷，再称定重量，用 70%乙醇补足减失的重量，摇匀，滤过，取续滤液，即得。

测定法　分别精密吸取对照试剂溶液和供试品溶液各 10μl，注入液相色谱仪，测定，即得。

◆ 结果判断

供试品色谱中，在与柠檬黄对照试剂溶液色谱峰保留时间相应的位置上不得出现相同的色谱峰。若出现保留时间相同的色谱峰，采用二极管阵列检测器比较相应色谱峰的紫外 – 可见吸收光谱，吸收光谱应不同（柠檬黄对照试剂色谱峰在 427nm 显示最大吸收）；若吸收光谱相同，则视为阳性检出。

备注：必要时，可采用高效液相色谱 – 质谱联用方法进行验证。

起草单位：广东省药品检验所
复核单位：江西省药品检验检测研究院

炎可宁片中黄柏植物组织检查项补充检验方法
（BJY 201705）

【检查】黄柏植物组织 本品为部分浸膏片，除黄连、大黄原药材组织外，不得检出黄柏植物组织。

取本品 2 片，除去包衣，研细，取适量置载玻片上，加水合氯醛 1 滴，加热透化，加稀甘油 1 滴，混匀，盖上盖玻片，置 100 倍以上的显微镜下观察，参照下图位置，选取 9 个检查点检视，视野中不得检出以下任一植物组织：纤维鲜黄色，成束，周围细胞含草酸钙方晶，形成晶纤维；分枝状石细胞鲜黄色，枝端锐尖，壁厚，层纹明显。

如仅有 1 个检查点视野中检出上述植物组织，应依法制片复试，复试应不得检出。

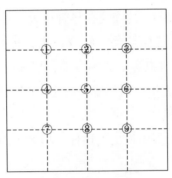

盖玻片上检查点示意图

起草单位：重庆市食品药品检验检测研究院
复核单位：深圳市药品检验研究院

冠心丹参胶囊中丹参、降香植物组织及三七茎叶皂苷检查项补充检验方法（BJY 201706）

【检查】丹参、降香植物组织　取本品 2 粒的内容物，研细，取 0.1g，加水 10ml 使溶解，离心，弃去上清液，沉淀加水 2ml 使混悬，加水合氯醛试液 2ml，加热透化，摇匀，取混悬液 1 滴，置载玻片上，加稀甘油 1 滴，盖上盖玻片，置显微镜 100 倍下，参照下图位置，随机选取 9 个检查点检视。视野中除三七的植物组织外，不得检出以下植物组织：石细胞多单个散在或成对，近无色或淡黄色，呈类圆形、类三角形、类梭形、类长方形或不规则形，也有延长呈纤维状，边缘不平整，直径 20~65μm，长约至 257μm，壁厚 5~16μm，层纹少数可见，有的胞腔内含棕色物；木纤维多成束，呈长梭形，末端常尖或稍倾斜，直径 18~25μm，壁厚 2~4μm，纹孔斜裂缝状或十字状，孔沟较稀疏（丹参）。具缘纹孔导管巨大，多破碎，具缘纹孔大而清晰，管腔内含红棕色或黄棕色物；纤维成束，棕红色，直径 8~26μm，壁甚厚，有的纤维束周围细胞含草酸钙方晶，形成晶纤维，含晶细胞的壁不均匀木化增厚；木射线宽 1~2 列细胞，高至 15 个细胞，壁稍厚，纹孔较密（降香）。

如仅有 1 个检查点视野中检出上述任一植物组织，应同法制片复试，复试不得检出。

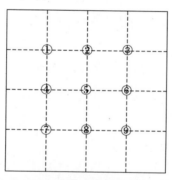

盖玻片上检查点示意图

三七茎叶皂苷　取本品 5 粒的内容物，研细，加乙醚 20ml，超声处理 15 分钟，过滤，药渣挥去乙醚，加甲醇 25ml，超声处理 15 分钟，滤过，滤液挥干，残渣加氨试液 20ml 使溶解，用水饱和正丁醇振摇提取 2 次，每次 20ml，合并正丁醇液，用正丁醇饱和水洗涤 2 次，每次 25ml，取正丁醇液蒸干，残渣加甲醇 1ml 使溶解，作为供试品溶液。另取人参皂苷 Rb$_1$ 对照品、人参皂苷 Rb$_3$ 对照品，分别加甲醇制成每 1ml 含人参皂苷 Rb$_1$1mg、人参皂苷 Rb$_3$1mg 的溶液，作为对照品溶液。照薄层色谱法（《中国药典》2015 年版四部通则 0502）试验，吸取上述三种溶液各 4μl，分别点于同一硅胶 G 薄层板上，以正丁醇 – 醋酸 – 水（4∶1∶5）的上层溶液为展开剂，展开，展距 15cm 以上，取出，晾干，喷以 10% 硫酸乙醇溶液，在 105℃加热至斑点显色清晰。分别置日光和紫外光（365nm）下检视。对照品色谱中，人参皂苷 Rb$_1$ 与人参皂苷 Rb$_3$ 斑点应能有效分离。供试品色谱中，在与人参皂苷 Rb$_3$ 对照品色谱相应的位置上，不得显相同颜色的斑点或荧光斑点。

起草单位：深圳市药品检验研究院

复核单位：浙江省食品药品检验研究院

精制冠心片中金橙Ⅱ检查项补充检验方法
（BJY 201707）

【检查】金橙Ⅱ 照高效液相色谱法（《中国药典》2015年版四部通则0512）测定。

色谱条件与系统适用性试验 以十八烷基硅烷键合硅胶为填充剂；以乙腈 –0.02mol/L 醋酸铵溶液（30：70）为流动相；检测波长为 485nm。理论板数按金橙Ⅱ峰计算应不低于 3000。

对照试剂溶液的制备 取金橙Ⅱ对照试剂适量，加70%乙醇制成每 1ml 含 20μg 的溶液，即得。

供试品溶液的制备 取本品 10 片，研细，加 70% 乙醇 5ml，超声处理 20 分钟，滤过，取续滤液，即得。

测定法 取供试品溶液和对照试剂溶液各 10μl，注入液相色谱仪，记录色谱图。

◆ 结果判断

供试品色谱中，应不得出现与金橙Ⅱ对照试剂色谱保留时间相同的色谱峰。若出现保留时间相同的色谱峰，采用二极管阵列检测器比较相应色谱峰的紫外 – 可见吸收光谱，吸收光谱在 400~700nm 波长范围应不相同。

备注：必要时，可采用高效液相色谱 – 质谱联用方法验证。

起草单位：青岛市食品药品检验研究院
复核单位：山西省食品药品检验所

跌打丸中 808 猩红检查项补充检验方法
（BJY 201708）

【检查】808 猩红　照高效液相色谱法（《中国药典》2015 年版四部通则 0512）测定。

色谱条件与系统适用性试验　以十八烷基硅烷键合硅胶为填充剂；以乙腈为流动相 A，以 0.02mol/L 醋酸铵溶液为流动相 B，按下表中的规定进行梯度洗脱；检测波长为 516nm。理论板数按 808 猩红峰计算应不低于 4000。

时间（分钟）	流动相 A（%）	流动相 B（%）
0~15	85 → 95	15 → 5
15~25	95	5

对照试剂溶液的制备　取 808 猩红对照试剂适量，加甲醇制成每 1ml 含 5μg 的溶液，即得。

供试品溶液的制备　取本品 9g，剪碎，加硅藻土 4.5g，研匀，取 9g，加三氯甲烷 20ml，超声处理 20 分钟，滤过，滤液蒸干，残渣加甲醇 2ml 使溶解，用微孔滤膜（0.45μm）滤过，取续滤液，即得。

测定法　取供试品溶液和对照试剂溶液各 10μl，注入液相色谱仪，记录色谱图。

◆ 结果判断

供试品色谱中，应不得出现与 808 猩红对照试剂色谱保留时间相同的色谱峰。若出现保留时间相同的色谱峰，采用二极管阵列检测器比较相应色谱峰的紫外 – 可见吸收光谱，吸收光谱在 400~700nm 波长范围应不相同。

备注：必要时，可采用高效液相色谱 – 质谱联用方法验证，建议采用乙腈 –5mmol/L 醋酸铵流动相系统。

起草单位：青岛市食品药品检验研究院
复核单位：山东省食品药品检验研究院

通草药材及饮片中镁盐、铝盐、硫酸盐检查项
补充检验方法（BJY 201709）

【检查】**镁盐、铝盐**　取本品粗粉 1g，置具塞三角瓶中，加水 50ml，强力振摇 1 分钟，滤过，取滤液 1ml，置试管中，加氨试液 2~3 滴，混匀，溶液不得出现浑浊或沉淀。

硫酸盐　取本品粗粉 1g，置具塞三角瓶中，加水 50ml，强力振摇 1 分钟，滤过，取滤液 1ml，置试管中，加氯化钡试液 1 滴，混匀，溶液不得出现浑浊或沉淀。

起草单位：广西壮族自治区食品药品检验所
复核单位：云南省食品药品检验所

沉香化气丸中松香酸检查项补充检验方法
（BJY 201710）

【检查】松香酸 照高效液相色谱法（《中国药典》2015 年版四部通则 0512）测定。

色谱条件与系统适用性试验 以十八烷基硅烷键合硅胶为填充剂；以乙腈 –0.1% 甲酸（65：35）为流动相；检测波长为 241nm。理论板数按松香酸峰计算应不低于 2000。

对照溶液的制备（临用新制） 取松香酸对照试剂适量，精密称定，加乙醇制成每 1ml 含 2μg 的溶液，作为对照试剂溶液。另取 11–羰基 – β – 乙酰乳香酸对照品适量，精密称定，加乙醇制成每 1ml 含 2μg 的溶液，作为参照溶液。

供试品溶液的制备 取本品，研细，取 0.2g，精密称定，精密加入乙醇 20ml，称定重量，超声处理 20 分钟，放冷，再称定重量，用乙醇补足减失的重量，摇匀，滤过，取续滤液，即得。

测定法 分别精密吸取供试品溶液、对照试剂溶液与参照溶液各 20μl，注入液相色谱仪，记录色谱图。

◆ 结果判断

供试品色谱中，在与松香酸对照试剂溶液色谱峰保留时间相应的位置上不得出现相同的色谱峰。若出现保留时间相同的色谱峰，采用二极管阵列检测器比较相应色谱峰的紫外 – 可见吸收光谱，吸收光谱应不同（松香酸对照试剂色谱峰在 241nm 显示最大吸收）；若吸收光谱相同，且该色谱峰的峰面积大于 11–羰基 – β – 乙酰乳香酸参照溶液色谱峰的峰面积值，则视为阳性检出。

备注： 必要时，可采用高效液相色谱 – 质谱联用方法验证。

起草单位： 广东省药品检验所
复核单位： 浙江省食品药品检验研究院

接骨七厘散（丸）中苏丹红Ⅳ与松香酸检查项补充检验方法（BJY 201711）

【检查】苏丹红Ⅳ （1）取本品散剂 3g 或取丸剂，研细，取粉末 3g，加乙醇 10ml，超声处理 20 分钟，滤过，取滤液作为供试品溶液。另取苏丹红Ⅳ对照试剂，加乙醇制成每 1ml 含 0.1mg 的溶液，作为对照试剂溶液。照薄层色谱法（《中国药典》2015 年版四部通则 0502）试验，吸取供试品溶液 10μl，对照试剂溶液 2μl，分别点于同一硅胶 G 薄层板上，以环己烷–乙酸乙酯（9∶1）为展开剂，展开，取出，晾干，置日光下检视。供试品色谱中，在与对照试剂色谱相应的位置上，不得显相同颜色的斑点。若出现相同颜色的斑点，采用下列高效液相色谱法验证。

（2）照高效液相色谱法（《中国药典》2015 年版四部通则 0512）测定。

色谱条件与系统适用性试验 以十八烷基硅烷键合硅胶为填充剂；以乙腈为流动相 A，以 0.02mol/L 醋酸铵溶液为流动相 B，按下表中的规定进行梯度洗脱；检测波长为 520nm。理论板数按苏丹红Ⅳ峰计算应不低于 2000。

时间（min）	流动相 A%	流动相 B%
0~25	15 → 75	85 → 25
25~26	75 → 85	25 → 15
26~35	85 → 95	15 → 5
35~45	95	5
45~46	95 → 5	5 → 95

对照试剂溶液的制备 取苏丹红Ⅳ对照试剂适量，加乙醇制成每 1ml 含 20μg 的溶液，即得。

供试品溶液的制备 取本品散剂 2g 或取丸剂，研细，取粉末 2g，加乙醇 25ml，超声处理 15 分钟，滤过，取续滤液，即得。

测定法 分别吸取供试品溶液和对照试剂溶液各 10μl，注入液相色谱仪，记录色谱图。

◆ 结果判断

供试品色谱中，在与苏丹红Ⅳ对照试剂溶液色谱峰保留时间相应的位置上不得出现相同的色谱峰。若出现保留时间相同的色谱峰，采用二极管阵列检测器比较相应色谱峰在400~600nm波长范围的紫外 – 可见吸收光谱，吸收光谱应不相同。苏丹红Ⅳ对照试剂色谱峰在520±2nm显示最大吸收。

备注：必要时，可采用高效液相色谱 – 质谱联用方法验证。

【检查】松香酸 照高效液相色谱法（《中国药典》2015年版四部通则0512）测定。

色谱条件与系统适用性试验 以十八烷基硅烷键合硅胶为填充剂，以乙腈 –0.1% 甲酸（82：18）为流动相；检测波长为241nm。理论板数按松香酸峰计算应不低于3000。

对照溶液的制备（临用新制） 取松香酸对照试剂适量，加乙醇制成每1ml 含 2μg 的溶液，作为对照试剂溶液。另取 11– 羰基 –β– 乙酰乳香酸对照品适量，精密称定，加乙醇制成每1ml 含 2μg 的溶液，作为参照溶液。

供试品溶液的制备 取本品，研细，取 0.2g，精密称定，精密加入乙醇20ml，称定重量，超声处理 20 分钟，放冷，再称定重量，用乙醇补足减失的重量，摇匀，滤过，取续滤液，即得。

测定法 取供试品溶液、对照试剂溶液和参照溶液各 10μl，注入液相色谱仪，记录色谱图。

◆ 结果判断

供试品色谱中，在与松香酸对照试剂溶液色谱峰保留时间相应的位置不得出现相同的色谱峰。若出现保留时间相同的色谱峰，采用二极管阵列检测器比较相应色谱峰的紫外 – 可见吸收光谱，吸收光谱应不同（松香酸对照试剂色谱峰在 241nm 显示最大吸收）；若吸收光谱相同，且该色谱峰面积大于 11– 羰基 – β – 乙酰乳香酸参照溶液色谱峰的峰面积值，则视为阳性检出。

备注： 必要时，可采用高效液相色谱 – 质谱联用方法验证。

起草单位： 新疆维吾尔自治区食品药品检验所
复核单位： 黑龙江省食品药品检验检测所

小金丸（胶囊、片）中松香酸检查项
补充检验方法（BJY 201712）

【检查】松香酸 照高效液相色谱法（《中国药典》2015 年版四部通则0512）测定。

色谱条件与系统适应性试验 以十八烷基硅烷键合硅胶为填充剂；以乙腈 –0.1% 甲酸（82∶18）为流动相；检测波长为 241nm。理论板数按松香酸峰计算应不低于 2000。

对照溶液的制备（临用新制） 取松香酸对照试剂适量，精密称定，加乙醇制成每 1ml 含 2μg 的溶液，作为对照试剂溶液。另取 11– 羰基 – β – 乙酰乳香酸对照品适量，精密称定，加乙醇制成每 1ml 含 2μg 的溶液，作为参照溶液。

供试品溶液的制备 取本品，研细，取 0.2g，精密称定，精密加入乙醇20ml，称定重量，超声处理 20 分钟，放冷，再称定重量，用乙醇补足减失的重量，摇匀，滤过，取续滤液，即得。

测定法 分别精密吸取供试品溶液、对照试剂溶液与参照溶液各 10μl，注入液相色谱仪，记录色谱图。

◆ 结果判断

供试品色谱中，在与松香酸对照试剂溶液色谱峰保留时间相应的位置上不得出现相同的色谱峰。若出现保留时间相同的色谱峰，采用二极管阵列检测器比较相应色谱峰的紫外 – 可见吸收光谱，吸收光谱应不同（松香酸对照试剂色谱峰在 241nm 显示最大吸收）；若吸收光谱相同，且该色谱峰的峰面积大于 11– 羰基 – β – 乙酰乳香酸参照溶液色谱峰的峰面积值，则视为阳性检出。

备注：必要时，可采用高效液相色谱 – 质谱联用方法验证。

起草单位：海南省药品检验所
复核单位：北京市药品检验所

腰痛片中松香酸检查项补充检验方法
（BJY 201713）

【检查】松香酸 照高效液相色谱法（《中国药典》2015 年版四部通则 0512）测定。

色谱条件与系统适用性试验 以十八烷基硅烷键合硅胶为填充剂；以乙腈 –0.1% 甲酸（82∶18）为流动相；检测波长为 241nm。理论板数按松香酸峰计算应不低于 2000。

对照溶液的制备（临用新制） 取松香酸对照试剂适量，精密称定，加乙醇制成每 1ml 含 2μg 的溶液，作为对照试剂溶液。另取 11-羰基 – β – 乙酰乳香酸对照品适量，精密称定，加乙醇制成每 1ml 含 2μg 的溶液，作为参照溶液。

供试品溶液的制备 取本品 10 片，除去包衣，研细，取 0.2g，精密称定，精密加入乙醇 20ml，称定重量，超声处理 20 分钟，放冷，再称定重量，用乙醇补足减失的重量，摇匀，滤过，取续滤液，即得。

测定法 分别精密吸取供试品溶液、对照试剂溶液与参照溶液各 20μl，注入液相色谱仪，记录色谱图。

◆ 结果判断

供试品色谱中，在与松香酸对照试剂溶液色谱峰保留时间相应的位置上不得出现相同的色谱峰。若出现保留时间相同的色谱峰，采用二极管阵列检测器比较相应色谱峰的紫外 – 可见吸收光谱，吸收光谱应不同（松香酸对照试剂色谱峰在 241nm 显示最大吸收）；若吸收光谱相同，且该色谱峰的峰面积大于 11-羰基 – β – 乙酰乳香酸参照溶液色谱峰的峰面积值，则视为阳性检出。

备注：必要时，可采用高效液相色谱 – 质谱联用方法验证。

起草单位：山西省食品药品检验所
复核单位：江苏省食品药品监督检验研究院

少腹逐瘀丸中松香酸与金胺O检查项
补充检验方法（BJY 201714）

【检查】松香酸　照高效液相色谱法（《中国药典》2015年版四部通则0512）测定。

色谱条件与系统适用性试验　以十八烷基硅烷键合硅胶为填充剂；以乙腈-0.1%甲酸（82∶18）为流动相；检测波长为241nm。理论板数按松香酸峰计算应不低于2000。

对照溶液的制备（临用新制）　取松香酸对照试剂适量，精密称定，加乙醇制成每1ml含2μg的溶液，作为对照试剂溶液。另取11-羰基-β-乙酰乳香酸对照品适量，精密称定，加乙醇制成每1ml含2μg的溶液，作为参照溶液。

供试品溶液的制备　取本品9g，加半量硅藻土，研匀，取0.3g，精密称定，精密加入乙醇20ml，称定重量，超声处理20分钟，放冷，再称定重量，用乙醇补足减失的重量，摇匀，滤过，取续滤液，即得。

测定法　分别精密吸取供试品溶液、对照试剂溶液与参照溶液各20μl，注入液相色谱仪，记录色谱图。

◆ 结果判断

供试品色谱中，在与松香酸对照试剂溶液色谱峰保留时间相应的位置上不得出现相同的色谱峰。若出现保留时间相同的色谱峰，采用二极管阵列检测器比较相应色谱峰的紫外-可见吸收光谱，吸收光谱应不同（松香酸对照试剂色谱峰在241nm显示最大吸收）；若吸收光谱相同，且该色谱峰的峰面积大于11-羰基-β-乙酰乳香酸参照溶液色谱峰的峰面积值，则视为阳性检出。

备注：必要时，可采用高效液相色谱-质谱联用方法验证。

【检查】金胺 O （1）取本品 5g，加 70% 乙醇 20ml，密塞，超声处理 20 分钟，滤过，取滤液作为供试品溶液。另取金胺 O 对照试剂适量，加 70% 乙醇制成每 1ml 含 0.1mg 的溶液，作为对照试剂溶液。照薄层色谱法（《中国药典》2015 年版四部通则 0502）试验，吸取上述两种溶液各 10μl，分别点于同一硅胶 G 薄层板上，以二氯甲烷 – 乙酸乙酯 – 甲醇 – 氨水（4：5：1：1）的下层溶液为展开剂，展开，取出，晾干，立即置可见光下检视。供试品色谱中，在与对照试剂色谱相应的位置上，不得显相同颜色的斑点；若出现相同颜色的斑点，或相同位置有干扰不能判断时，则采用下列高效液相色谱法验证。

（2）照高效液相色谱法（《中国药典》2015 年版四部通则 0512）测定。

色谱条件与系统适用性试验 以十八烷基硅烷键合硅胶为填充剂；以乙腈为流动相 A，以 0.05mol/L 乙酸铵溶液为流动相 B，按下表中的规定进行梯度洗脱；检测波长为 432nm。理论板数按金胺 O 峰计算应不低于 3000。

时间（min）	流动相 A（%）	流动相 B（%）
0~12	10 → 45	90 → 55
12~20	45 → 70	55 → 30
20~40	70 → 80	30 → 20
40~41	80 → 10	20 → 90
41~46	10	90

对照试剂溶液的制备 取金胺 O 对照试剂适量，加乙醇制成每 1ml 含 10μg 的溶液，即得。

供试品溶液的制备 取本品 5g，加 70% 乙醇 20ml，超声处理 30 分钟，滤过，取续滤液，即得。

测定法 分别精密吸取供试品溶液与对照试剂溶液各 10μl，注入液相色谱仪，记录色谱图。

◆ **结果判断**

供试品色谱中，在与金胺 O 对照试剂溶液色谱峰保留时间相应的位置上不得出现相同的色谱峰。若出现保留时间相同的色谱峰，采用二极管阵列检测器比较相应色谱峰的紫外－可见吸收光谱，吸收光谱应不同。

备注： 必要时，可采用高效液相色谱－质谱联用方法验证。

起草单位： 山西省食品药品检验所

复核单位： 新疆维吾尔自治区食品药品检验所

小儿化毒散（胶囊）中松香酸检查项补充检验方法
（BJY 201715）

【检查】松香酸 照高效液相色谱法（《中国药典》2015 年版四部通则 0512）测定。

色谱条件与系统适用性试验 以十八烷基硅烷键合硅胶为填充剂；以乙腈 –0.1% 甲酸（82：18）为流动相；检测波长为 241nm。理论板数按松香酸峰计算应不低于 2000。

对照溶液的制备（临用新制） 取松香酸对照试剂适量，精密称定，加乙醇制成每 1ml 含 2μg 的溶液，作为对照试剂溶液。另取 11–羰基 –β– 乙酰乳香酸对照品适量，精密称定，加乙醇制成每 1ml 含 2μg 的溶液，作为参照溶液。

供试品溶液的制备 取小儿化毒散 0.2g；取小儿化毒胶囊内容物，研细，取 0.2g，精密称定，精密加入乙醇 20ml，称定重量，超声处理 20 分钟，放冷，再称定重量，用乙醇补足减失的重量，摇匀，滤过，取续滤液，即得。

测定法 分别精密吸取供试品溶液、对照试剂溶液与参照溶液各 10μl，注入液相色谱仪，记录色谱图。

◆ 结果判断

供试品色谱中，在与松香酸对照试剂溶液色谱峰保留时间相应的位置上不得出现相同的色谱峰。若出现保留时间相同的色谱峰，采用二极管阵列检测器比较相应色谱峰的紫外 – 可见吸收光谱，吸收光谱应不同（松香酸对照试剂色谱峰在 241nm 显示最大吸收）；若吸收光谱相同，且该色谱峰的峰面积大于 11–羰基 –β– 乙酰乳香酸参照溶液色谱峰的峰面积值，则视为阳性检出。

备注：必要时，可采用高效液相色谱 – 质谱联用方法验证。

起草单位：黑龙江省食品药品检验检测所
复核单位：山西省食品药品检验所

礞石滚痰丸中松香酸检查项补充检验方法
（BJY 201716）

【检查】松香酸 照高效液相色谱法（《中国药典》2015 年版四部通则 0512）测定。

色谱条件与系统适用性试验 以十八烷基硅烷键合硅胶为填充剂；以乙腈为流动相 A，以 0.1% 甲酸水溶液为流动相 B，按下表中的规定进行梯度洗脱；检测波长为 241nm。理论板数按松香酸峰计算应不低于 6000。

时间（分钟）	流动相 A（%）	流动相 B（%）
0~30	60	40
30~45	60~80	40~20
45~60	80	20

对照溶液的制备（临用新制） 取松香酸对照试剂适量，精密称定，加乙醇制成每 1ml 含 2μg 的溶液，作为对照试剂溶液。另取 11- 羰基 -β- 乙酰乳香酸对照品适量，精密称定，加乙醇制成每 1ml 含 2μg 的溶液，作为参照溶液。

供试品溶液的制备 取本品，研细，取 3.5g，精密称定，加入甲醇 20mL，超声 20 分钟，放冷，补足重量，滤过，精密量取续滤液 1ml，置 15ml 量瓶中，加甲醇至刻度，即得。

测定法 分别精密吸取供试品溶液、对照试剂溶液与参照溶液各 10μl，注入液相色谱仪，记录色谱图。

◆ 结果判断

供试品色谱中，在与松香酸对照试剂溶液色谱峰保留时间相应的位置上不得出现相同的色谱峰。若出现保留时间相同的色谱峰，采用二极管阵列检测器比较相应色谱峰的紫外－可见吸收光谱，吸收光谱应不同（松香酸对照试剂色谱峰在 241nm 显示最大吸收）；若吸收光谱相同，且该色谱峰的峰面积大于 11- 羰基 – β – 乙酰乳香酸参照溶液色谱峰的峰面积值，则视为阳性检出。

备注：必要时，可采用高效液相色谱 – 质谱联用方法验证。

起草单位：江苏省食品药品监督检验研究院
复核单位：上海市食品药品检验所

宫炎康颗粒中金胺 O 检查项补充检验方法
（BJY 201801）

【检查】金胺 O （1）取本品 9g，研细，加 0.1% 甲酸甲醇溶液 50ml，密塞，超声处理 30 分钟，放冷，滤过，滤液蒸干，残渣加甲醇 2ml 使溶解，作为供试品溶液。取金胺 O 对照试剂适量，加甲醇制成每 1ml 含 0.3mg 的溶液，作为对照试剂溶液。照薄层色谱法（《中国药典》2015 年版四部通则 0502）试验，取供试品溶液 5μl、对照试剂溶液 2μl，分别点于同一硅胶 G 薄层板上，以二氯甲烷 – 乙酸乙酯 – 甲醇 – 氨水（4∶5∶1∶1）的下层溶液为展开剂，展开，取出，晾干，日光下检视。供试品色谱中，在与对照试剂色谱相应的位置上，不得显相同颜色的斑点；若出现相同颜色的斑点，则采用下列高效液相色谱法验证。

（2）照高效液相色谱法（中国药典 2015 年版四部通则 0512）测定。

色谱条件与系统适应性试验　以十八烷基硅烷键合硅胶为填充剂；以甲醇为流动相 A，0.05mol/L 醋酸铵溶液为流动相 B，按下表中的规定进行梯度洗脱；检测波长为 432nm。理论塔板数按金胺 O 对照试剂色谱中的主峰计算，不应低于 2000。

时间（min）	流动相 A（%）	流动相 B(%)
0~12	10 → 45	90 → 55
12~20	45 → 70	55 → 30
20~40	70 → 80	30 → 20

对照试剂溶液的制备　取金胺 O 对照试剂适量，加甲醇制成每 1ml 含 8μg 的溶液，即得。

供试品溶　不得出现相同的色谱峰。若出现保留时间相同的色谱峰，采用二极管阵列检测器比较相应色谱峰在 320~450nm 波长范围的紫外 – 可见吸收光谱，吸收光谱应不相同。

备注：必要时，可采用高效液相色谱–质谱联用方法验证。建议使用乙腈–0.1%甲酸（30∶70）流动相系统。

起草单位：黑龙江省食品药品检验检测所
复核单位：河南省食品药品检验所、陕西省食品药品检验所

藿香正气丸（加味藿香正气丸）中大腹皮植物组织
检查项补充检验方法（BJY 201802）

【检查】大腹皮植物组织　本品为部分浸膏水丸，除广藿香、紫苏叶、白芷、白术（炒）、陈皮、半夏（制）、厚朴（姜制）、茯苓、桔梗、甘草原药材组织外，不得检出大腹皮植物组织。

取本品 10 丸，研细，称取细粉 0.1g，加水 10ml 使溶解，离心，弃去上清液，沉淀加水 2ml 使溶解，摇匀，吸取混悬液 1 滴于载玻片，加水合氯醛 1滴，加热透化，加稀甘油 1 滴，混匀，盖上盖玻片，置 100 倍以上的显微镜下观察，参照下图位置，选取 9 个检查点检视，视野中不得检出以下植物组织：中果皮纤维成束，细长，直径 8~15μm，微木化，纹孔明显，周围细胞中含有圆簇状硅质块，直径约 8μm。

如仅有 1 个检查点视野中检出上述植物组织，应依法制片复试，复试不得检出。

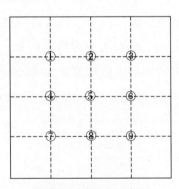

盖玻片上检查点示意图

起草单位：江西省药品检验检测研究院
复核单位：广东省药品检验所

蒲黄药材及饮片中柠檬黄、酸性黄 36 和金胺 O 检查项补充检验方法（BJY 201803）

【检查】柠檬黄、酸性黄 36 和金胺 O （1）取本品 2g，精密称定，精密加入 70% 乙醇 20ml，称定重量，超声处理 20 分钟，放冷，用 70% 乙醇补足减失的重量，离心 5 分钟，取上清液，作为供试品溶液。另取柠檬黄对照试剂、酸性黄 36 对照试剂及金胺 O 对照试剂适量，加 70% 乙醇制成每 1ml 中各含 0.5mg 的溶液，作为对照试剂溶液。照薄层色谱法（《中国药典》2015 年版四部通则 0502）试验，吸取上述供试品溶液 10~20μl，对照试剂溶液 5μl，分别点于同一硅胶 G 薄层板上，以乙酸乙酯 – 正丁醇 – 乙醇 – 氨水 – 水（1∶3∶3∶1∶1）为展开剂，展开，取出，晾干。供试品色谱中，在与对照试剂色谱相应位置上，不得检出相同颜色的斑点；若检出相同颜色的斑点，或相同位置有干扰不能判断时，则采用下列高效液相色谱法验证。

（2）高效液相色谱法（《中国药典》2015 年版四部通则 0512）。

色谱条件与系统适应性试验 以十八烷基硅烷键合硅胶为填充剂；以甲醇为流动相 A，0.02mol/L 的乙酸铵溶液为流动相 B，按下表中的规定进行梯度洗脱；采用二极管阵列检测器，检测波长为 428nm（柠檬黄）、422nm（酸性黄 36）、436nm（金胺 O）。理论板数按酸性黄 36 峰计算应不低于 10000。

时间（分钟）	流动相 A（%）	流动相 B（%）
0~5	10	90
5~6	10 → 30	90 → 70
6~30	30 → 95	70 → 5

对照试剂溶液的制备 精密称取柠檬黄对照试剂、酸性黄 36 对照试剂及金胺 O 对照试剂适量，加 70% 乙醇制成每 1ml 各含 25μg 的混合溶液，摇匀，即得。

供试品溶液的制备 取【检查】（1）项下的供试品溶液，滤过，取续滤液，即得。

测定法 分别精密吸取对照试剂溶液与供试品溶液各 10μl，注入液相色谱仪，测定，即得。

◆ **结果判断**

供试品色谱中，应不得出现与对照试剂色谱保留时间相同的色谱峰。若出现保留时间相同的色谱峰，采用二极管阵列检测器比较相应色谱峰在 200~600nm 波长范围内的紫外 – 可见吸收光谱，吸收光谱应不相同。

备注： 1. 必要时，可采用高效液相色谱 – 质谱联用方法验证。建议采用乙腈 –0.02mol/L 醋酸铵流动相系统。
2. 因柠檬黄保留较弱，建议采用 250mm 规格色谱柱，DAD 检测以吸收光谱在 428nm 附近是否出现最大吸收峰为主要判断依据。

起草单位： 云南省食品药品监督检验研究院
四川省食品药品检验检测院
吉林省松原市食品药品检验所
复核单位： 广西壮族自治区食品药品检验所

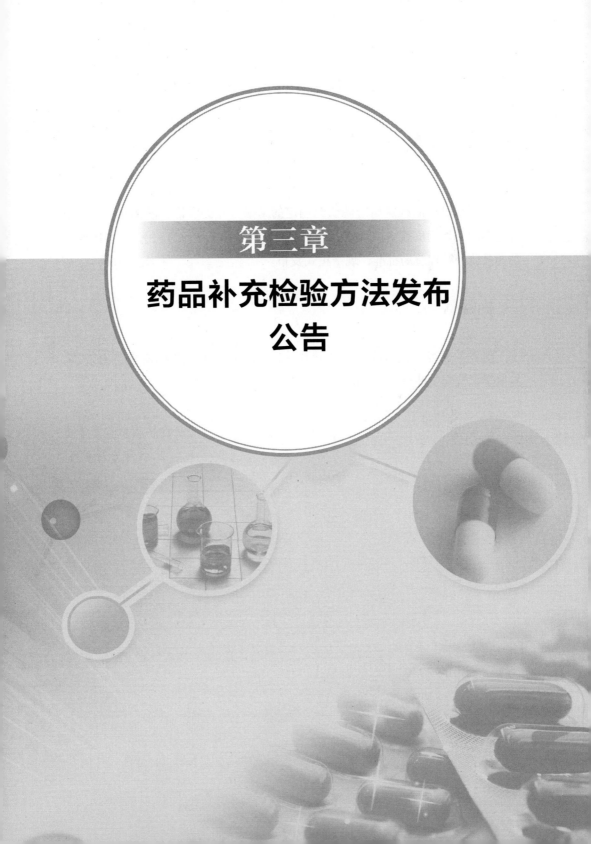

第三章

药品补充检验方法发布公告

关于发布银杏叶药品补充检验方法的公告

国家食品药品监督管理总局公告 2015 年第 66 号

中国食品药品检定研究院研究制定的《银杏叶提取物、银杏叶片、银杏叶胶囊中游离槲皮素、山柰素、异鼠李素检查项补充检验方法》，已经国家食品药品监督管理总局批准，现予正式发布。

特此公告。

附件：银杏叶提取物、银杏叶片、银杏叶胶囊中游离槲皮素、山柰素、异鼠李素检查项补充检验方法（略）

食品药品监管总局
2015 年 6 月 4 日

关于发布银杏叶软胶囊等药品补充检验方法的公告

国家食品药品监督管理总局公告 2015 年第 142 号

中国食品药品检定研究院研究制定的《银杏叶软胶囊中游离槲皮素、山柰素、异鼠李素检查项补充检验方法》《银杏叶滴丸中游离槲皮素、山柰素、异鼠李素检查项补充检验方法》《舒血宁注射液、银杏叶提取物注射液中游离槲皮素、山柰素、异鼠李素检查项补充检验方法》《银杏达莫注射液中游离槲皮素、山柰素、异鼠李素检查项补充检验方法》《银杏叶滴剂中游离槲皮素、山柰素、异鼠李素检查项补充检验方法》《银杏叶提取物、银杏叶片及银杏叶胶囊中槐角苷检查项补充检验方法》已经国家食品药品监督管理总局批准，现予正式发布。

特此公告。

附件：1. 银杏叶软胶囊中游离槲皮素、山柰素、异鼠李素检查项补充检验方法（略）

2. 银杏叶滴丸中游离槲皮素、山柰素、异鼠李素检查项补充检验方法（略）

3. 舒血宁注射液、银杏叶提取物注射液中游离槲皮素、山柰素、异鼠李素检查项补充检验方法（略）

4. 银杏达莫注射液中游离槲皮素、山柰素、异鼠李素检查项补充检验方法（略）

5. 银杏叶滴剂中游离槲皮素、山柰素、异鼠李素检查项补充检验方法（略）

6. 银杏叶提取物、银杏叶片及银杏叶胶囊中槐角苷检查项补充检验方法（略）

食品药品监管总局

2015 年 8 月 10 日

关于发布银杏叶滴丸和银杏叶软胶囊中槐角苷
检查项补充检验方法的公告

国家食品药品监督管理总局公告 2016 年第 52 号

中国食品药品检定研究院研究制定的《银杏叶滴丸中槐角苷检查项补充检验方法》和《银杏叶软胶囊中槐角苷检查项补充检验方法》已经国家食品药品监督管理总局批准，现予发布。

特此公告。

附件：1. 银杏叶滴丸中槐角苷检查项补充检验方法（略）
      2. 银杏叶软胶囊中槐角苷检查项补充检验方法（略）

食品药品监管总局
2016 年 3 月 4 日

关于发布牛黄清心丸（局方）和朱砂安神丸中 808 猩红检查项补充检验方法的公告

国家食品药品监督管理总局公告 2016 年第 131 号

按照《中华人民共和国药品管理法》及其实施条例的有关规定，《牛黄清心丸（局方）中 808 猩红检查项补充检验方法》和《朱砂安神丸中 808 猩红检查项补充检验方法》经国家食品药品监督管理总局批准，现予发布。

特此公告。

附件：1. 牛黄清心丸（局方）中 808 猩红检查项补充检验方法（略）
　　　2. 朱砂安神丸中 808 猩红检查项补充检验方法（略）

食品药品监管总局
2016 年 8 月 1 日

关于发布枫香脂中松香酸检查项等两项
药品补充检验方法的公告

国家食品药品监督管理总局公告 2016 年第 201 号

按照《中华人民共和国药品管理法》及其实施条例的有关规定,《枫香脂中松香酸检查项补充检验方法》和《珍黄胶囊中黄芩植物组织检查项补充检验方法》经国家食品药品监督管理总局批准,现予发布。

特此公告。

附件：1. 枫香脂中松香酸检查项补充检验方法（略）
      2. 珍黄胶囊中黄芩植物组织检查项补充检验方法（略）

食品药品监管总局
2016 年 12 月 30 日

关于发布红参药材及饮片中总还原糖检查项
补充检验方法的公告

国家食品药品监督管理总局公告 2017 年第 20 号

按照《中华人民共和国药品管理法》及其实施条例的有关规定,《红参药材及饮片中总还原糖检查项补充检验方法》经国家食品药品监督管理总局批准,现予发布。

特此公告。

附件:红参药材及饮片中总还原糖检查项补充检验方法（BJY 201701）（略）

食品药品监管总局

2017 年 2 月 22 日

关于发布胃康灵胶囊中金胺 O 检查项
补充检验方法的公告

国家食品药品监督管理总局公告 2017 年第 23 号

按照《中华人民共和国药品管理法》及其实施条例的有关规定，《胃康灵胶囊中金胺 O 检查项补充检验方法》经国家食品药品监督管理总局批准，现予发布。

特此公告。

附件：胃康灵胶囊中金胺 O 检查项补充检验方法（BJY 201702）（略）

食品药品监管总局

2017 年 2 月 28 日

关于发布柏子养心丸中 808 猩红检查项等 4 项
补充检验方法的公告

国家食品药品监督管理总局公告 2017 年第 98 号

按照《中华人民共和国药品管理法》及其实施条例的有关规定,《柏子养心丸中 808 猩红检查项补充检验方法》《菟丝子中柠檬黄检查项补充检验方法》《炎可宁片中黄柏植物组织检查项补充检验方法》《冠心丹参胶囊中丹参、降香植物组织及三七茎叶皂苷》等 4 项补充检验方法经国家食品药品监督管理总局批准,现予发布。

特此公告。

附件: 1. 柏子养心丸中 808 猩红检查项补充检验方法（BJY 201703）（略）
2. 菟丝子中柠檬黄检查项补充检验方法（BJY 201704）（略）
3. 炎可宁片中黄柏植物组织检查项补充检验方法（BJY 201705）（略）
4. 冠心丹参胶囊中丹参、降香植物组织及三七茎叶皂苷检查项补充检验方法（BJY 201706）（略）

食品药品监管总局
2017 年 8 月 17 日

关于发布精制冠心片中金橙 Ⅱ 检查项等 3 项
药品补充检验方法的公告

国家食品药品监督管理总局公告 2017 年第 141 号

按照《中华人民共和国药品管理法》及其实施条例的有关规定,《精制冠心片中金橙 Ⅱ 检查项补充检验方法》《跌打丸中 808 猩红检查项补充检验方法》《通草药材及饮片中镁盐、铝盐、硫酸盐检查项补充检验方法》3 项补充检验方法经国家食品药品监督管理总局批准,现予发布。

特此公告。

附件:1. 精制冠心片中金橙 Ⅱ 检查项补充检验方法(BJY 201707)(略)
　　　2. 跌打丸中 808 猩红检查项补充检验方法(BJY 201708)(略)
　　　3. 通草药材及饮片中镁盐、铝盐、硫酸盐检查项补充检验方法
　　　　(BJY 201709)(略)

食品药品监管总局
2017 年 11 月 20 日

关于发布沉香化气丸中松香酸检查项等 7 项
药品补充检验方法的公告

国家食品药品监督管理总局公告 2017 年第 159 号

　　按照《中华人民共和国药品管理法》及其实施条例的有关规定，《沉香化气丸中松香酸检查项补充检验方法》《接骨七厘散（丸）中苏丹红Ⅳ与松香酸检查项补充检验方法》《小金丸（胶囊、片）中松香酸检查项补充检验方法》《腰痛片中松香酸检查项补充检验方法》《少腹逐瘀丸中松香酸与金胺 O 检查项补充检验方法》《小儿化毒散（胶囊）中松香酸检查项补充检验方法》《礞石滚痰丸中松香酸检查项补充检验方法》7 项药品补充检验方法经国家食品药品监督管理总局批准，现予发布。

　　特此公告。

　　附件：1. 沉香化气丸中松香酸检查项补充检验方法（BJY 201710）（略）

　　　　　2. 接骨七厘散（丸）中苏丹红Ⅳ与松香酸检查项补充检验方法（BJY 201711）（略）

　　　　　3. 小金丸（胶囊、片）中松香酸检查项补充检验方法（BJY 201712）（略）

　　　　　4. 腰痛片中松香酸检查项补充检验方法（BJY 201713）（略）

　　　　　5. 少腹逐瘀丸中松香酸与金胺 O 检查项补充检验方法（BJY 201714）（略）

　　　　　6. 小儿化毒散（胶囊）中松香酸检查项补充检验方法（BJY 201715）（略）

　　　　　7. 礞石滚痰丸中松香酸检查项补充检验方法（BJY 201716）（略）

食品药品监管总局

2017 年 12 月 18 日

关于发布宫炎康颗粒中金胺 O 检查项等 3 项 药品补充检验方法的公告

国家食品药品监督管理总局公告 2018 年第 5 号

按照《中华人民共和国药品管理法》及其实施条例的有关规定,《宫炎康颗粒中金胺 O 检查项补充检验方法》《藿香正气丸（加味藿香正气丸）中大腹皮植物组织检查项补充检验方法》《蒲黄药材及饮片中柠檬黄、酸性黄 36 和金胺 O 检查项补充检验方法》3 项药品补充检验方法经国家食品药品监督管理总局批准，现予发布。

特此公告。

附件：1. 宫炎康颗粒中金胺 O 检查项补充检验方法（BJY 201801）（略）
2. 藿香正气丸（加味藿香正气丸）中大腹皮植物组织检查项补充检验方法（BJY 201802）（略）
3. 蒲黄药材及饮片中柠檬黄、酸性黄 36 和金胺 O 检查项补充检验方法（BJY 201803）（略）

食品药品监管总局
2018 年 1 月 15 日